AF476537

NOTICE

SUR

L'ÉPIDÉMIE DE FIÈVRES TYPHOÏDES

QUI A SÉVI PENDANT L'AUTOMNE DE 1869

A RIVE-DE-GIER

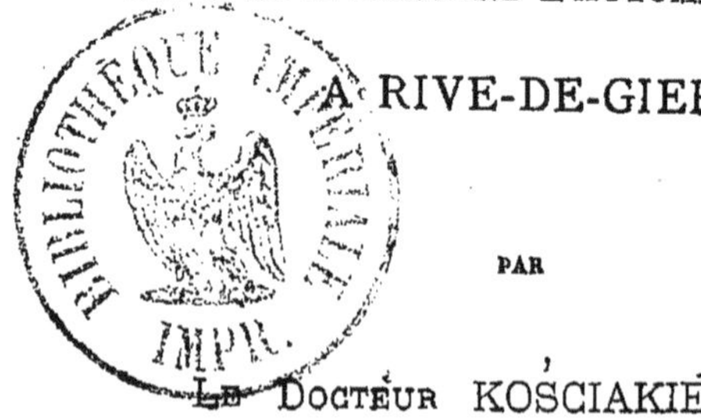

PAR

LE DOCTEUR KOSCIAKIEWICZ,

OFFICIER DE LA CROIX MILITAIRE DE POLOGNE,
MEMBRE DE PLUSIEURS ACADÉMIES ET SOCIÉTÉS SAVANTES : BAVAROISES, BELGES, ESPAGNOLES, FRANÇAISES, POLONAISES, PORTUGAISES ET SUISSES.

> Vita brevis, ars longa, occasio præceps, experientia falax, judicium difficile.... Oportet autem non modo se ipsum exibere quæ oportet facientem, sed etiam ægrum et præsentes et externa.
>
> *Aphor*. I. HIPPOCRATIS.

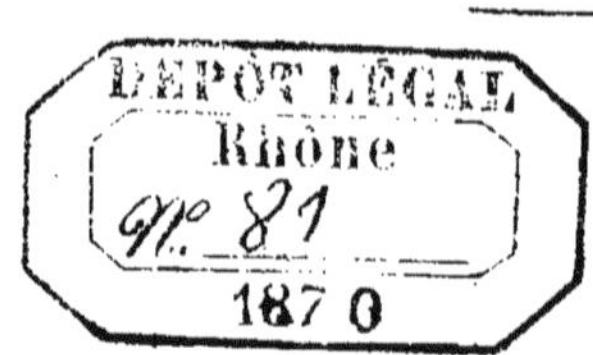

LYON

IMPRIMERIE D'AIMÉ VINGTRINIER

Rue de la Belle-Cordière, 14.

1870.

AVANT-PROPOS

Il est d'usage après une bataille ou un combat, qu'un général rende compte exact à la nation du nombre de morts et de blessés, ainsi que des moyens stratégiques dont il s'est servi.

Cette louable habitude doit rentrer également dans le domaine de l'art de guérir et il serait convenable qu'après une épidémie le médecin rendît le sien de ce qu'il a vu et de ce qu'il a fait pour conjurer le fléau.

L'épidémie que nous venons de passer a cruellement éprouvé notre bonne ville... elle a laissé des traces bien sensibles... arrosées de chaudes larmes. Il ne fallait pas être homme et père de famille pour que le cœur ne vous saignât à l'aspect de cette belle jeunesse, enlevée à la fleur de l'âge !... car c'est elle surtout qui a payé le tribut à la fragilité des choses d'ici-bas.

C'est par une épidémie du choléra-morbus asiatique qui a éclaté fin juillet 1835, à Agde (Hérault) que je débutai dans ma carrière médicale. — Depuis cette époque, j'ai souvent eu le triste avantage de rencontrer diverses maladies régnant épidémiquement, soit du temps que j'exerçais la médecine dans le midi de la France, soit depuis que j'habite ces contrées.

Collaborateur de journaux de médecine d'Espagne pendant vingt et quelques années, j'y ai relaté bien des faits de médecine et de chirurgie pratiques dans le *Boletin de Medicina, Cirurgja y Farmacia de Madrid* et par suite dans *El Siglo Medico* qui lui a succédé.

Qu'il me soit permis de citer entre autres : les Mémoires : 1° sur le Rhumatisme aigu et son traitement par les sudorifiques et la poudre de Dower, publié, en 1845 et 1846 et un autre sur le même sujet, mais envisagé différemment sous le point de vue thérapeutique, en 1861 ; 2° sur l'épidémie de dyssenterie que j'ai observé, en 1845 ; 3° sur l'angine tonsillaire aphtheuse et couenneuse, en 1861 ; 4° sur l'épidémie de variole et de varioloïde de la fin de 1860 et du commencement de 1861.

Le sujet que j'entreprends de traiter, je l'ai déjà largement fait dans un mémoire pratique sur les affections typhoïdes, édité en 1842 et dans un autre publié dans *El Siglo Medico* sous le titre : Quelques observations des fièvres graves qui régnèrent dans le canton de Rive-de-Gier en 1856.

Outre cela j'ai publié : 1° Un Mémoire sur l'épidémie de grippe en 1840 ; 2° sur l'angine tonsillaire régnant épidémiquement en 1844; 3° sur les accouchements artificiels en 1844 ; 4° sur la pleuro-péri-pneumonie en 1848; 5° sur l'épidémie du choléra-morbus asiatique de 1854 ; 6° sur la pleuro-pneumonie catarrhale en 1862, et 7° plusieurs Compte-Rendus de mon service médico-chirurgical à l'hôpital civil et militaire de Rive-de-Gier depuis 1849 jusqu'en 1854, etc.

Si j'énumère ces travaux scientifiques, ce n'est pas pour me faire valoir aux yeux du public, je suis assez connu dans les cinq cantons et dans les 23 communes où j'exerce mon art depuis 30 ans ; c'est seulement pour faire voir qu'après tout ce que j'avais fait, je pensais mon rôle fini, lorsque la dernière calamité qui a frappé notre malheureuse population m'a forcé à reprendre la plume rouillée par un silence de six ans : à cause d'une ophthalmie catarrho-rhumatismale que j'ai contractée en 1863.

J'aurais dû sans doute laisser aux moins âgés que moi, la pénible tâche d'en narrer les causes et les effets ; c'est ce qu'a élucidé un de mes collègues le Dr P. Hervier en publiant un article dans le journal démocratique l'*Éclaireur*, du 8 octobre 1869, et un autre dans le *Mémorial de la Loire*, du 29 novembre suivant.

Mon confrère n'ayant traité ce sujet que sous le point de vue étiologique, symptomatologique, hygiénique et statistique, n'a fait qu'effleurer la thérapeutique ; vieux praticien, j'ai cru opportun de reprendre ma plume brisée tant pour remplir les lacunes laissées par l'auteur de ces articles que pour prouver combien de tout temps j'ai pris de l'intérêt pour la conservation de mes concitoyens et les remercier de la confiance qu'ils ont mise dans mes faibles lumières depuis une aussi longue période.

NOTICE

SUR

L'ÉPIDÉMIE DE FIÈVRES TYPHOÏDES

QUI A SÉVI PENDANT L'AUTOMNE DE 1869

A RIVE-DE-GIER.

Depuis un temps immémorial, — puisque plusieurs siècles avant l'ère chrétienne, quand la médecine fut coordonnée par les Hippocrates (principalement par Hippocrate le second, lequel a vécu 110 ans, de 460 à 370 avant Jésus-Christ (1)) en un corps de science d'observation, la plus utile à l'homme, — on trouve, tant dans ses œuvres (2) que dans celles de ses successeurs, non-seulement des mentions, mais même la description, sous des dénominations diverses, des fièvres graves qui ont sévi à différentes époques et en différentes contrées en y faisant plus ou moins de ravages.

Les pays chauds : les Indes, l'Afrique et même ceux qui sont situés sur les bords de grands fleuves ou près de marécages, en Europe, pendant les ardeurs de l'été, favorisent beaucoup leur développement, conjointement avec d'autres causes, comme, par exemple : la guerre, la famine, la malpropreté des habitations,

(1) *Histoire de la médecine*, par Sprengel, traduit en français par Jourdan, en 36 vol.

(2) *Hippocratis medicorum omnium facile principis, opera omnia quæ extant, traductore Annutio Foesio, edito Francofurti, an MDXXIV. Coacœ Prœnotiones.* p. 132-137.

une nourriture mauvaise, insuffisante, les travaux excessifs du corps ainsi que de l'esprit, les affections tristes de l'âme, sont des sources de bien des maladies du genre typhoïde qui règnent souvent épidémiquement.

Depuis que j'habite ce pays, chaque année, après les fortes chaleurs d'été, je rencontrai un plus ou moins grand nombre de fièvres se présentant sous forme : gastrique, bilieuse, muqueuse, nerveuse, ataxique ou maligne, et ataxo-adynamique (prototype des fièvres typhoïdes).

L'épidémie de 1856, dont j'ai publié quelques observations en 1857 dans *El Siglo Medico* de Madrid, est la meilleure preuve de ce que j'avance et c'est cette épidémie qui ressemble le plus à celle de 1869, par sa nature, sa forme nerveuse et le génie intermittent miasmatique.

Chaque année, pendant l'écoulement des eaux du canal de Givors aux mois d'août et septembre, j'ai observé des fièvres tantôt franchement intermittentes, parfois même à accès pernicieux, tantôt, comme en 1856 et cette année dernière, compliquant les fièvres à forme gastrique, bilieuse, muqueuse et principalement nerveuse.

Mon confrère le docteur Richarme, dans la note qu'il m'a remise, dit : « Depuis plusieurs années, j'observe ces fièvres sur « les jeunes enfants ; ils prennent tous un teint pâle, blême, « cadavérique, comme s'ils étaient malades du choléra morbus, « avec lequel je trouve une analogie dans l'épidémie actuelle. »

Or, tout le monde sait que ce teint pâle et blême est particulier aux habitants des contrées marécageuses de la Bresse, du Forez et d'autres, où ils sont atteints tous les ans de fièvres paludéennes.

Nous aussi, nous subissons l'infection miasmatique tous les ans et à la même époque de la fermeture du canal.

Il existe en outre, dans ce pays, une mauvaise habitude de jeter tous les animaux morts dans le Gier ou le canal, au lieu de les enterrer. Il faut ajouter aussi que parallèlement au canal, il existe un bief sur une étendue de près de 1,500 mètres, où se déversent toutes sortes d'immondices de lieux d'aisance (là où il y en a), et des vases de nuit que l'on y vide constamment. Une fois que les eaux du canal sont supprimées, le bief se trouve à sec ; que l'on juge alors de l'empoisonnement de l'air atmosphérique par ces miasmes provenant de la putréfaction de matières animales et végétales que nous respirons... et, s'il y a quelque chose qui doit nous surprendre, c'est que notre population ne soit pas décimée chaque année comme elle l'a été cette dernière.

Cependant, tous les ans nous voyons afficher sur la maison de la Compagnie du canal, ce qui suit :

« Préfecture de la Loire,
« Canal de Givors,
« Chômage.

« Le Préfet de la Loire, commandeur de l'ordre impérial de la « Légion d'honneur, etc.

« Vu la circulaire de M. le sous-secrétaire d'Etat des travaux « publics, en date du 13 août 1840, sur le chômage des canaux;

« Vu la proposition de la Compagnie du canal de Givors pour « le chômage de ce canal en 1869;

« Considérant qu'il est indispensable de suspendre la naviga- « tion du canal de Givors, pour exécuter les réparations et tra- « vaux d'amélioration;

« Arrête :

« Article 1er. — La fermeture du canal de Givors aura lieu « pour l'entrée des bateaux le 25 juillet présent mois, et pour « leur sortie le 31 du même mois ;

« Article 2. — Le canal sera rendu à la navigation, à moins « de circonstances de force majeure, le 1er septembre prochain ; « les bateaux y seront introduits d'après leur rang d'inscription « et sur le registre tenu à cet effet par le contrôleur.

« Article 3. — M. le Directeur du canal est chargé de tenir la « main à l'exécution du présent arrêté, qui sera imprimé et affiché « partout où besoin sera.

« Fait à Saint-Etienne, le 1er juillet 1869.

« Pour le Préfet de la Loire,
« Le conseiller de la préfecture,
« G. de Marguerye. »

Mesure d'une urgence extrême pour l'entretien du canal en bon état et surtout pour la santé des habitants de notre ville, mais que l'on a négligée depuis 5 à 6 ans. Et si l'on s'était conformé aux arrêtés, si l'on avait écoulé les eaux les premiers jours du mois d'août et que l'on se fût mis immédiatement à son nettoyage et à ses réparations, la vase étant enlevée, le fond desséché presque immédiatement par une température élevée de 25 à 30 degrés centigrades et par une sécheresse que l'on ne voit ici que bien rarement, la fièvre typhoïde aurait pu se déclarer comme les autres années, mais jamais avec autant d'intensité ; l'air atmosphérique n'étant pas infecté par les miasmes pestilentiels n'aurait pas fait revêtir les formes graves : maligne, pernicieuse et diphthérique qui ont rendu la mortalité aussi considérable surtout parmi les enfants et les jeunes gens, lesquels, affaiblis par les chaleurs d'été n'avaient pas la vigueur nécessaire pour résister à cette influence typhico-miasmatique.

L'air étant *pabulum vitæ*, comme le disait Hippocrate, et que nous respirons ici en toutes les saisons, il s'en faut de beaucoup qu'il soit propice à la vie.

L'on sait que notre cité (à laquelle mon collègue Hervier refuse le nom et le rang d'une ville, dans l'article inséré dans le n° 6091 du 29 novembre 1869, dans le *Mémorial de la Loire*) se compose d'un quart au moins d'usines : verreries, forges, fabriques de plâtre, de chaux, de briques réfractaires et autres dont les fours fument constamment et, par cela même, surchargent l'atmosphère de principes gras, huileux et de carbone, résidus de la combustion du charbon de terre, lequel est notre unique combustible; c'est pour cela que notre expectoration est souvent noirâtre, et si l'on ouvrait nos corps après la mort, on trouverait dans les bronches et dans les poumons une accumulation de suie, de carbone, faisant un encombrement, comme nous l'a démontré notre savant confrère, le docteur Rembault, pendant le Congrès scientifique de Saint-Etienne en 1862, dans les poumons des ouvriers des mines de houille.

Mais on s'habitue à tout, même à vivre dans un milieu plus ou moins malsain...., ce qui n'empêche pas que le trop de miasmes méphitiques a été regardé de tout temps, par les médecins, comme une cause principale de diverses épidémies, notamment du choléra et des fièvres typhoïdes.

Pendant le Concours cantonal d'agriculture, qui a eu lieu les 11 et 12 septembre dernier, les personnes étrangères à notre localité ont été frappées de cette viciation d'air, ce dont elles furent péniblement affectées ; entre autres mon jeune confrère, M. le docteur Fredet fils, de Saint-Chamond, m'en a fait la remarque fort juste. Notre honorable et savant président de l'Association des médecins de la Loire, M. Fredet père, qui est venu plusieurs fois pendant l'épidémie voir des malades, n'était pas moins surpris de l'infection de notre atmosphère ; j'insérerai, par la suite, la lettre qu'il m'a voulu écrire à ce sujet.

L'Administration municipale, quand l'épidémie a été sur son déclin, quand l'air s'est purifié par la fraîcheur des nuits plus longues, a fait venir, le 9 octobre, une Commission d'hygiène et de salubrité publique de Saint-Etienne, composée de nos honorés et savants confrères, MM. les docteurs Jozan, Maurice, Millon et Rembault. Ces Messieurs, quoique arrivés bien tardivement et après que des changements notables se sont opérés en tout, ont pu néanmoins voir et sentir par eux-mêmes la véracité de mes assertions sur la viciation de l'air, et ils ont parfaitement apprécié la cause principale de cette épidémie et de sa gravité.

C'est l'oubli complet de tous les préceptes d'hygiène privée et publique...., c'est surtout l'écoulement des eaux du canal pendant la saison la plus chaude, qui a été jugé être la cause déterminente ou principale du fléau.

Dans la réunion que nous avons eue ce jour-là à la salle de la Mairie, sous la présidence de M. Russary, premier adjoint, assisté de son collègue, M. Reynaud, réunion composée de MM. les docteurs Jozan, Maurice et Millon, de Saint-Etienne, de MM. les docteurs Hervier, Humbert, de Rive-de-Gier ; après les renseignements donnés par nous trois à nos collègues stéphanois sur la nature de l'épidémie et sur les causes qui l'ont produite, j'avais émis le vœu que le curage du canal eût lieu chaque année au mois de mai, par la raison bien simple, qu'à cette époque les chaleurs intenses ne sont pas encore arrivées et que l'air atmosphérique, étant embaumé par la floraison de toutes sortes de plantes, corrigerait, au moins en partie, les exhalaisons miasmatico-méphitiques provenant de la vase du canal.

Cette proposition, je crois, a été acceptée; d'autres, non moins importantes concernant l'hygiène privée et publique, furent également discutées et, pour terminer, on a proposé des moyens de désinfection tels que : chlorure de chaux, sulfate de fer, le charbon de bois, etc., etc., et acceptés par nos édiles.

Je me borne à ce court résumé de la réunion, espérant qu'un jour notre savant confrère, le docteur Millon, chargé de la rédaction du rapport, le fera avec un savoir digne de lui et de la gravité du sujet. J'aurais voulu, si ce n'est *in extenso* au moins en abrégé, l'insérer ici, mais je n'ai pas pu l'obtenir.

Revenant sur la cause principale de l'épidémie, qu'il me soit permis de citer ici quelques phrases des hommes spéciaux sur l'importance que joue l'air dans notre vie.

C'est ainsi que le savant professeur d'hygiène à la Faculté de médecine de Montpellier, M. Fonssagrives, s'exprime en termes suivants : « Il n'y a pas d'atmosphère indifférente; on est vivifié « et nourri, ou on est empoisonné. »

Et un autre savant médecin, M. le docteur L. Noirot, de Dijon, dans son livre sur l'*Art de vivre longtemps*, à la page 67 (3e édition), dit ce qui suit :

« La respiration, dit Lutterbach, est un parterre de fleurs « qu'il suffit d'arroser pour jouir d'un printemps perpétuel jus- « qu'à la fin de ses jours. »

A la page 68, je lis : « La vie et la flamme ont cela de commun, « que ni l'un ni l'autre ne peut subsister sans air.

« L'homme peut vivre pendant quelques jours et même quel- « ques semaines sans manger, mais il lui est impossible de « vivre deux minutes sans respirer. »

« Pour bien comprendre l'influence d'un air pur ou vicié sur « les organes respiratoires, il faut se rappeler que l'air atmos- « phérique est mis en contact avec le tissu pulmonaire environ « seize à dix-huit fois par minute. Il faut savoir que chaque as-

« piration fait circuler d'un tiers de litre à un demi-litre d'air « dans les poumons, c'est-à-dire 488 à 500 litres par heure.

« *Puisque c'est l'air qui alimente la lampe de la vie et que « celle-ci en consomme une aussi grande quantité, il est de la « plus haute importance que ce fluide soit exempt de toute alté- « ration.* »

A la page 70, le docte praticien de Dijon écrit : que les oiseaux sauvages qui vivent dans les hautes régions des montagnes, ont la vie bien plus longue que les oiseaux domestiques, et il cite aussi cette vérité connue de tout le monde : que la vie des campagnards est bien plus longue que celle des habitants des villes.

Je rapporte sa dernière allégation, page 78 :

« M. Lemaire a récemment démontré l'existence, dans l'air « confiné, d'un nombre immense de plantes et d'animalcules « microscopiques. On y voit s'agiter des bactéries ; de petits vi- « brions y exécutent des mouvements rapides d'ondulation. On « y distingue enfin un assez grand nombre d'une espèce d'ani- « malcules appelée *monade ovoïde échancrée*. On suppose que « ce *microzoaire* est la cause du typhus. »

D'après ce que l'on vient de lire et ce que j'ai dit plus haut sur notre atmosphère, vous pouvez facilement comprendre pourquoi pendant l'écoulement des eaux du canal, tous les ans, depuis fin juillet jusqu'en octobre et, l'année dernière, jusqu'à fin novembre, nous avons toujours eu beaucoup de malades atteints de diverses fièvres ; il est même étonnant qu'une épidémie pareille à cette dernière ne sévisse pas plus fréquemment, je le répète.

Cette manière de voir est pleinement confirmée par notre savant et honorable président, M. le docteur Fredet père, qui m'avait écrit, au mois de décembre dernier, ce qui suit :

« Monsieur et honoré confrère,

« Je vous remercie de ce que vous me fournissez l'occasion de « m'entretenir un instant avec vous. J'en profiterai avec le plus « grand plaisir

« Vous me demandez de mettre mon nom en avant, dans un « mémoire que vous allez faire paraître sur l'épidémie qui a

« régné à Rive-de-Gier, pour corroborer votre opinion ; nous « vous y autorisons mon fils et moi.

« Voici ce que je pense :

« L'épidémie qui a régné à Rive-de-Gier, pendant deux mois, « reconnaît certainement pour cause occasionnelle les miasmes, « les exhalaisons du sol fangeux du canal et des milliers de « corps d'animaux qui pourrissent sur ce sol, et viennent exercer « une action délétère sur les individus qui habitent cette cir- « conscription pestiférée ; voilà mon opinion et celle de mon « fils ; si elle peut vous être de quelque utilité, nous vous auto- « risons à vous en servir pour venir à l'appui de la vôtre.

« Moi, je suis étonné que la population de Rive-de-Gier et « surtout celle de la rive gauche du canal et du Gier, exposée au « vent du midi, n'ait pas été plus éprouvée d'après ce que j'ai vu « et senti.

« Laissons la science pour nous occuper d'amitié ; je termine « donc en vous priant d'en accepter l'expression de la plus « sincère.

« Une cordiale poignée de main et un dévoûment confraternel « sont ma devise.

« Bien à vous,

« Dr FREDET père. »

Cette lettre de notre très-honoré président, homme d'un très-grand poids dans la science et dans l'art de guérir, est d'une valeur immense ; c'est pour cela que je me suis permis de l'insérer ici. Elle rappelle, en outre, que c'est bien les habitants de la rive gauche du canal et du Gier qui furent atteints par l'épidémie, tandis que ceux de la rive droite n'en ont presque point souffert.

Par une température élevée, l'infection miasmatique de l'atmosphère a beaucoup favorisé la constitution médicale, éminemment gastro-bilieuse et entérique dès le commencement du mois d'août.

Des cas nombreux de choléra-morbus européen ont été observés par plusieurs d'entre nous. Mon confrère Richarme a perdu 8 malades, moi-même 4 et le docteur Hervier 2, ce qui fait 14 en tout.

Depuis le 15 août je soignais 9 personnes atteintes des fièvres gastro-bilieuses et entériques , et j'en ai perdu 1. Le docteur Richarme 2, et le docteur Hervier 1, d'après les billets de décès délivrés pour la Mairie où je les ai constatés.

Ceci, cependant, n'était que la mise en scène de ces fièvres qui devaient bientôt ravager notre ville.

Prodromes. — Dès les premiers jours de séptembre, beaucoup de gens commencèrent à se plaindre d'un malaise général, d'un affaissement tant au physique qu'au moral, d'étourdissements, de vertiges, de céphalalgie plus ou moins forte, d'une faiblesse avec tremblement aux extrémités inférieures, perte complète d'appétit et répugnance pour la nourriture, surtout du règne animal ; des vomituritions et même des vomissements bilieux, parfois glaireux. Le matin , la bouche était pâteuse, mauvaise, souvent amère, la langue toujoujours chargée d'un enduit muqueux d'un blanc sale, grisâtre ou jaunâtre ; soif médiocre ; une douleur sourde plus ou moins intense se faisait sentir à l'épigastre ; le ventre était tantôt libre, tantôt constipé ; les urines jaunâtres, écumeuses, ressemblaient parfaitement à la bière louche, elles déposaient sur les bords et au fond du vase une espèce de limon, d'autres fois, claires et limpides, passant souvent subitement d'une couleur à une autre, sans qu'il soit survenu un changement notable dans l'état du malade ; la peau, plus ou moins brûlante ; le pouls peu différent de l'état normal ; le sommeil léger, agité par des rêves assez bizarres, d'autres fois lourd et prolongé.

Tels étaient, en général, les prodromes des fièvres de cette épidémie, mais, comme par la suite, elles revêtissent des formes différentes, j'en ai établi quatre bien distinctes :

1° Forme ataxique ou maligne ;

2° Forme diphthérique ;

3° Forme pectorale ;

4° Forme gastro-entérique ;

Selon que les symptômes principaux se passaient du côté de la tête, de la bouche et de l'arrière-gorge ; du côté des poumons ou de l'estomac, du foie et des intestins.

Arrêtons-nous un instant sur chacune d'elles, en décrivant les symptômes particuliers qui les caractérisaient.

I. *Forme ataxique ou maligne, ou cérébrale.* — Après avoir éprouvé des frissonnements souvent bien forts, suivis d'une chaleur brûlante à la peau, d'une soif inextinguible et d'une transpiration plus ou moins abondante, on voyait la céphalalgie augmenter d'intensité, devenir parfois d'une violence insupportable; les malades accusaient des douleurs très-vives, térébrantes, principalement à l'occiput, dans les muscles de la nuque, pouvant les paralyser; elles causaient une raideur tétanique, telle, qu'aucun mouvement du cou et du tronc lui-même n'était possible; d'autres douleurs vagues ambulantes, saisissaient les muscles de la poitrine, de la région lombaire, des extrémités inférieures de la plante des pieds, se fixant principalement vers le tendon d'Achille et les orteils; parfois se portant sur les articulations de la hanche, du genou et des pieds.

Plusieurs malades éprouvaient un fourmillement désagréable aux muscles de la face, comme s'ils allaient être paralysés; — j'ai vu même des hémiplegies survenir par la suite; à mesure que la maladie progressait, et quelquefois, dès le premier jour, les vomissements bilieux devenaient plus fréquents; la peau était sèche et brûlante; le pouls tantôt plein et accéléré, tantôt petit et concentré, approchant de 100 pulsations par minute; le ventre se ballonnait parfois; les urines devenaient rares, chargées, briquetées, d'autres fois n'offraient rien d'anormal. Une diarrhée bilieuse de matières noires, putrides, exhalant une odeur infecte, se déclarait après une constipation quelquefois opiniâtre les premiers jours, comme aussi la voyait-on venir dès le début.

La fièvre continue, offrant presque toujours une ou deux exacerbations bien marquées; la première de 10 heures du matin à 2 heures du soir, et l'autre de 5 heures du soir à 11; — elles débutaient presque toujours par des frissonnements, rarement par une simple chaleur, et étaient suivies d'une sédation plus ou moins marquée.

Les malades déliraient constamment, mais principalement

pendant les exacerbations. J'ai vu des sujets qui, pendant le délire, voulaient se lever pour tuer leurs plus proches parents, qu'ils affectionnaient beaucoup avant la maladie ; d'autres, les yeux hagards, courir les rues et insulter les passants, comme s'ils étaient fous. Mon confrère, le Dr Humbert, m'a dit avoir également vu plusieurs cas pareils.

La marche, la durée et la terminaison de cette forme de maladie étaient très-variables. Les uns, chez qui la fièvre continue offrait des rémittences franches et bien caractérisées, après l'emploi des vomitifs et du sulfate de quinine, se remettaient très-facilement au premier septenaire ; — d'autres chez qui il n'y avait pas de franchise dans les exacerbations, malgré ces moyens, se prolongaient jusqu'au troisième septenaire.

Hippocrate disait : « Febres ardentes quæ recurrere solent « quatuor diebus de re significationem exhibent deinde exudant. « Sin minus die septimo et undecino. (Oper. ann. p. 1365. »

Cette forme que l'on considérait pour bien grave à raison des symptômes cérébraux, a été, néanmoins, bien moins dangereuse que la suivante.

II. *Forme diphthérique.*—Saisis subitement par l'ensemble des symptômes que je viens d'exposer, caractérisant la forme nerveuse ou ataxique, les malades déliraient beaucoup, dès le début même. Leurs yeux étaient tantôt vifs et pénétrants, tantôt langoureux et sans expression ; ils perdaient presque instantanément leurs facultés physiques et intellectuelles, qui semblaient être anéanties ; parfois ils s'agitaient beaucoup, tourmentés qu'ils étaient par une insomnie, un délire continuel, une soif ardente sans pouvoir avaler les boissons à cause d'un mal de gorge dont ils ne se plaignaient pas toujours.

En examinant la bouche, on voyait le voile du palais, l'arrière-gorge et le haut du pharynx secs, très-injectés, d'une couleur écarlate ; la langue saburrale, jaunâtre, ou noirâtre au milieu, d'autres fois rouge et sèche aussi bien au milieu que sur ses bords et à sa pointe ; les dents sèches, fuligineuses; peau sèche, brûlante, le plus souvent halitueuse ; pouls concentré, petit de 100 à 120 par minute.

Les malades, non-seulement faisaient des efforts pour vomir, mais rendaient de la bile en grande quantité, sans avoir pris un vomitif; délirant continuellement, ils n'avaient aucune connaissance de ce qu'ils faisaient, ni de ce qui se passait autour d'eux; ils refusaient toute médication et même l'examen de leur état.

J'ai vu, le troisième ou quatrième jour, leur bouche et l'arrière-gorge se couvrir tantôt d'aphthes, tantôt, le plus souvent d'une matière blanchâtre, pultacée, fort rarement couenneuse.

Il ne faut pas, par conséquent, confondre cet état primitif de stomatite avec celui qui survenait au bout de trois ou quatre semaines dans d'autres formes, et qui tenait à un épuisement des forces physiques et vitales, — conséquence de la maladie elle-même.

Ici, le ventre se météorisait bien vite; la diarrhée bilieuse survenait aussi dès le début; les exacerbations fébriles et le délire étaient souvent d'une violence extrême : n'ayant aucune conscience, ils faisaient tout sous eux, il était impossible de voir leurs urines. La peau du sacrum, du coxyx et des hanches, vis-à-vis les articulations coxo-fémorales, se gangrenait avec une rapidité extraordinaire, et souvent annonçait la fin de toutes les souffrances.

Cette forme de maladie, tant à cause des lésions organiques de l'arrière-gorge, que de la violence des symptômes ataxiques, marchait rapidement, était la plus grave ; heureusement, elle était la moins fréquente, et quoi qu'on dise, pas toujours mortelle. J'en ai obtenu plusieurs guérisons, même là où j'avais désespéré ; mais il faut l'avouer, ces succès ne me revenaient pas à moi seul ; les parents qui exécutaient mes prescriptions y contribuèrent pour beaucoup.

C'est ici qu'il faut appliquer la seconde période du premier aphorisme d'Hippocrate, que j'ai pris pour devise : «Il faut, non-seulement que le médecin fasse ce qui convient, mais encore que le malade, ceux qui l'approchent et tout ce qui l'environne, concourent au même but. »

III. *Forme.* — Mêmes prodrômes et le début de la maladie que dans les formes précédentes, avec cette différence, qu'au bout de cinq à sept jours, la maladie se localisait de préférence dans la cage pectorale ; c'est-à-dire qu'aux symptômes cérébraux moins intenses, s'adjoignaient ceux d'une bronchite violente et d'un catarrhe pulmonaire suffocant.

Les malades se plaignaient non-seulement de douleur à l'épigastre, mais aussi à la région précordiale ; ils disaient ne pouvoir pas respirer, qu'ils étouffaient. La percussion faisait constater une matité bien légère dans certains endroits du thorax ; l'auscultation, un râle sibilant sonore, ou muqueux à grosses bulles, parfois même un sous-crépitant à la base d'un ou deux poumons, et quelquefois dans toute leur étendue ; l'expectoration des crachats clairs, muqueux au début, épais et jaunâtres, par la suite était assez facile. Je n'ai jamais vu, pendant cette épidémie, de crachats rouillés, sanguinolents, comme on les observe dans la péripneumonie ; le pouls était plein de 84 à 110, la peau halitueuse ; ils éprouvaient comme les autres des exacerbations fébriles, mais sans frissonnements, sauf tout-à-fait au début. La diarrhée bilieuse n'arrivait ici qu'à la fin du premier, ou plutôt au commencement du second septenaire ; ce n'est qu'alors que le ventre se ballonnait et devenait sensible au flanc droit ; les urines étaient rares et sédimenteuses.

De l'insomnie d'abord, ils tombaient ensuite dans un sommeil léthargique, accompagné souvent de délire. Une éruption miliaire de sudaminas couvrait le thorax, le cou, le ventre et même les membres supérieurs et inférieurs ; parfois, après plusieurs épistaxis ou d'autres hémorrhagies, on voyait se manifester quelques pétéchies sur le ventre. Quand ils guérissaient, leur convalescence était longue, leurs extrémités inférieures s'œdématiaient facilemeut ; il n'était pas rare d'observer chez eux une anasarque, une ascite et un hydrothorax. Ces choses s'observaient le plus souvent chez les personnes qui ont été traitées par la méthode anti-phlogistique. On rencontrait également une albuminurie. Cependant j'ai vu chez des malades à qui on n'a pas tiré une seule goutte de sang, survenir l'anasarque et l'hydropisie ascite pendant les convalescences ; et là-dessus, mes honorables confrères, MM. Maurice et Jozan m'ont assuré avoir observé des faits pareils pendant l'épidémie de fièvres typhoïdes qui a sévi en 1861 à Saint-Etienne, sans qu'on ait eu recours aux anti-phlogistiques.

La marche de cette forme était lente, et la durée en général assez longue. Le pronostic, quoique grave, le plus souvent était favorable et les malades guérissaient.

IV. *Forme.* — Pour finir ce que j'ai à dire sur la symptomatologie de cette épidémie, je dois brièvement exposer les principaux symptômes qui caractérisent la forme gastro-bilioso-entérique, laquelle a été *alpha et omega*; car c'est par elle que l'épidémie a commencé, et c'est aussi par elle que nous l'avons vu finir; elle était l'*alma mater* de toutes les autres, qui se sont entées sur elles.

Mais, puisque c'est ainsi, l'on me dira, sans doute, que c'est par elle que j'aurais dû commencer mon exposé ; c'est possible, mais j'avais des motifs sérieux d'agir comme je l'ai fait, car si elle était la base de toutes les formes, elle était la moins grave et la moins fréquente, surtout depuis les premiers jours du mois de septembre jusqu'au 15 octobre ; ce n'est que du 15 août à la fin de ce mois, et depuis le 15 octobre jusqu'à fin novembre qu'elle faisait une individualité. Voilà les raisons pour lesquelles je l'ai réservée pour la dernière, ayant surtout en vue de décrire : 1° les symptômes provenant de la tête ; 2° ceux du gosier et de la bouche ; 3° ceux de la poitrine ; 4° il me restait, par conséquent, à m'occuper de ceux que l'on réservait du côté de l'estomac et du bas-ventre, dégagés de toute autre complication, sauf le génie miasmatique d'intermittence qui était inséparable de toutes.

Dans la description des prodromes, je crois avoir suffisamment signalé les symptômes d'embarras gastro-bilieux ; néanmoins, je suis obligé de revenir sur ce que j'ai dit précédemment et rappeler que c'est par la perte complète de l'appétit, par une grande répugnance pour toute sorte de nourriture, par une plénitude et tension à l'épigastre avec douleur sourde plus ou moins forte , une tension dans les hypochondres, qu'elle dédébutait; ses autres caractères étaient : une langue épaisse, couverte d'un enduit blanchâtre ou jaunâtre ; la bouche amère ; les vomissements mucoso-bilieux ; la digestion, aussi bien stomacale que l'absorption nutritive intestinale,ne se faisait pas ; les borborygmes précédaient la diarrhée bilieuse ; la fièvre variait de plus ou moins d'intensité, l'insomnie et l'agitation ne manquaient jamais.

Cet ensemble de symptômes était commun à la forme gastrique bilieuse, où l'on rencontrait quelquefois une douleur légère à l'hypochondre droit aussi bien qu'au flanc. Je n'ai vu que bien rarement une sensibilité à l'hypochondre gauche et jamais l'augmentation de volume de la rate. Ce fait fut également observé par mes confrères, les Drs Hervier et Humbert.

A mesure que la maladie poursuivait son cours, la diarrhée augmentait d'intensité, le ventre se tympanisait constamment, la sécrétion d'urine se faisait parfois avec difficulté et en fort petite quantité; elle déposait un sédiment briqueté ; les malades déliraient plus ou moins ; à l'insomnie succédait un sommeil lourd, pénible, presque continuel. Jusque-là, on pouvait considérer cet état comme une fièvre muqueuse, qui, à vrai dire, ne se différencie de la fièvre typhoïde que par le manque d'assoupissement profond, continu, et la moindre violence des symptômes ; ici, on voyait souvent des hémorrhagies intestinales et vésicales, exception : élément des stomacales ; hématomèse : à la suite de quoi, des vibiées, des pétéchies et des excoriations gangreneuses, dans les endroits indiqués précédemment, survenaient à la longue ; la peau était toujours sèche, brûlante, âcre ; le pouls de 90 à 115 pulsations, sommeil comateux, diarrhée bilieuse, fétide, très-forte, ballonnement du ventre et grande sensibilité au flanc droit, constituaient la fièvre typhoïde proprement dite, car on trouvait ici ce qu'Hippocrate appelait τῦφος, fumé, aveuglement, stupeur, hébétude des facultés intellectuelles et un assoupissement poussé jusqu'au coma.

A. Poesius, commentateur des œuvres de l'immortel vieillard de Coos, à la page 137, dit : « Qui lethargo aut veterno conflic-« tantur, ex manibus tremunt, somnolenti sunt, male colorati ; « tumidi, pulsus habent tardos et lentos, ac oculorum genas in-« feriores sublatas, sudores superveniunt, alvique subtumes-« cent, impotentes sunt ac biliosa effundunt. Quod si resicca-

« tæ fuerint, urinæ alvique recrimenta clam prodeunt, urinæ « quales in veterino genere redduntur, neque potum, neque « aliud quicquam postulant. Mentis verò compotes fecti de cer- « vicis dolore conqueruntur ; ac inectos sonitus per aures im- « petu ferri sentiunt. » — J'ajouterai : Malum est. On voit, d'après ce que je viens de citer, que les fièvres graves du genre typhoïde ont été connues de la plus haute antiquité.

La marche de cette forme a toujours été lente, les convalescences très-longues et très-sujettes aux rechutes ; le pronostic, néanmoins, malgré la gravité des symptômes, a été toujours plus favorable que dans les formes précédentes. Les stomatites aphteuses qui survenaient dans le cours et au déclin de la maladie n'offraient pas la même gravité que quand on l'observait dès l'invasion de la fièvre, où non-seulement l'arrière-gorge et la bouche étaient remplies d'une couche aphteuse, mais beaucoup plus épaisse, jaunâtre, presque couennueuse.

J'ai besoin de dire également que la forme diphthéritique ne s'est déclarée que dans la seconde moitié du mois de septembre et a persisté jusqu'au commencement d'octobre, pendant le même temps que les formes pectorales et ataxiques, tandis que la forme gastro-entérique, comme je l'ai déjà dit, ne s'isola des autres que depuis le 16 octobre, et persista jusqu'à fin novembre.

Apres l'exposé des causes et des symptômes des diverses formes constituant l'épidémie, il est nécessaire d'aborder la thérapeutique.

Méthode curative. — Comme l'élément gastro-bilieux était la base principale de cette épidémie, les premiers fiévreux présentèrent la forme gastro-bilieuse et gastro-bilioso-ataxique sans être compliquée de celui miasmatico-intermittent. Presque tous mes confrères et moi, nous avons eu recours aux vomitifs, aux éméto-cathartiques, aux purgatifs et même aux émissions sanguines, la première semaine du mois de septembre, soit pour combattre la violence des symptômes ataxiques, dont nous ne connaissions pas encore bien la nature intime, soit pour se conformer à l'élan donné par notre doyen d'âge, le Dr Richarme, lequel, élevé dans les principes de l'école de Broussais, est peut être le dernier représentant de ce système.

C'est au début de la première semaine du mois de septembre que j'ai fait mettre, à sept de mes malades, les sangsues, et j'ai le regret de dire que sur ce nombre j'en ai perdu trois, bientôt après. L'élément miasmatique, intermittent, se dessinant davantage, je reconnus que je suivais la mauvaise route, et j'ai renoncé entièrement au broussaïsme, et, la lancette, comme le dit fort judicieusement le Dr Hervier dans son article sur cette épidémie, publié dans le *Mémorial de la Loire* du 29 novembre 1869, nº 6091, a perdu tout le terrain que le quinquina a gagné.

C'est ainsi que le sulfate de quinine, combiné à l'opium, et à l'extrait de quina, en potions, en pilules, en lavements et même en application par la méthode endermique, furent immédiatement mis en usage et continués, tant que l'on en voyait la nécessité. Quelques légers anti-spasmodiques et révulsifs, selon l'indication, furent parfois surajoutés. Je n'ai pas besoin de dire qu'une diète des plus sévères a été recommandée au début, à la période intermédiaire et avant le déclin; mais, aussitôt que l'état fébrile fléchissait, j'accordais les bouillons maigres, de veau, poulet, etc., etc., et le régime devenait plus tonique en entrant en convalescence.

La forme diphtérique qui survenait dès le début de la maladie exigeait l'emploi d'autres moyens pharmaceutiques que ceux que je viens d'exposer. Ici, il était souvent impossible de faire prendre un émétique ou un éméto-cathartique, à cause des difficultés qu'éprouvaient les malades à avaler la moindre boisson.

Outre les symptômes ataxo-adynamiques généraux, il y avait un mal local dans la bouche, et surtout à l'arrière-gorge, sur les amygdales, le voile du palais et la partie supérieure du pharynx, qu'il fallait combattre aussi bien par les moyens thérapeutiques s'appliquant à l'état général que par ceux qui étaient nécessaires pour les lésions morbides localisées.

Si j'étais appelé au commencement de la maladie, je faisais copieusement transpirer mes malades ; je cautérisais ensuite, et à plusieurs reprises, l'arrière-gorge et les parties couvertes des matières aphteuse, caséeuse ou pultacée, tantôt avec le nitrate d'argent, tantôt avec l'acide chlorhydrique, mélangé avec du miel blanc, où même je badigeonnais avec du chlorate de potasse dissous dans du miel rosat (10 grammes de chlorate de potasse sur 30 de miel rosat). Quand l'état général du malade lui permettait de pouvoir se gargariser, les préparations suivantes furent conseillées : têtes de pavots conc. n° 2, feuilles de ronces, 64 gram., eau, 1 litre F. S. A. Décoction ; passez et ajoutez acier chlorhydrique, de 8 à 12 gram., miel blanc, 75 gram. M. F. D. A. Gargarisme pour se gargariser trois ou quatre fois dans les 24 heures, ou le suivant : Décoction de feuilles de ronces, 500 gram., chlorate de potasse, 20 gram., sirop de mures, 100 gram.

J'ai essayé aussi de la potion suivante : eau gommée et sirop de limon, aa gram. 50; chlorate de potasse, gram. 2 à 4 ; en augmentant la dose tous les deux jours, M-G. S-A. potion, à prendre par cuillerée à bouche toutes les deux heures — mais sans succès, ce médicament m'a paru plutôt nuisible qu'utile — il me semblait affaisser davantage les forces du malade.

Ce qui m'a le mieux réussi et a procuré des résultats heureux c'était l'usage de la limonade chlorhydrique, des vins généreux et principalement au quinquina et quinium — de Guillermont, Laroche et surtout celui de Séguin.

En même temps, je faisais faire des applications de cataplasmes émollients autour du cou, sur le ventre ; des fomentations sur ce dernier avec la préparation suivante : Quinq. gris conc., gram. 64 ; têtes de pavots conc. n° 2 ; eau, 1 litre 1/4 ; faites une décoction jusqu'à réduction à 1 litre, passez et ajoutez : alcool camphré, gram. 75, M., après avoir chauffé ; on fomentait le ventre une heure le matin et une heure le soir. Ce moyen m'a paru d'une très-grande efficacité pour combattre la tympanite — il me paraissait même prévenir les exacerbations fébriles.

A ces moyens pharmaceutiques, j'adjoignais toujours un régime tonique et fortifiant. Bouillon de veau, de poulet, de volaille, d'extrait de viande de Liebig — crêmes et potages légers ; eau sucrée tiède coupée à moitié avec du vin de Bordeaux et même avec celui d'Espagne si la position du malade le lui permettait. Des lavements avec la décoction de ventraille de volaille et de tête de mouton, en y ajoutant du riz, quelquefois un jaune d'œuf et même de quelques cuillerées d'un vin généreux; malgré l'état fébrile violent, des succès inespérés ont souvent répondu à mon attente, même là où j'avais perdu tout espoir. *Spera infestis, metue secundis...* disait Hufeland. Après la forme diphthérique,la forme pectorale m'a paru la plus grave. Son traitement et à son début fut celui de toutes les formes : vomitifs, éméto-cathartiques-sudorifiques ; les antipériodiques, dans les cas où il y avait un élément intermittent, il fut combattu par les remèdes appropriés à cet état — mais on était obligé de s'appliquer aux symptômes pectoraux et leur opposer : l'application de larges vésicatoircs sur la poitrine et parfois aux extrémités inférieures, prescrire des loocks et des juleps avec préparations antimoniales, tels que l'oxyde blanc d'antimoine et le kermès-minéral en y ajoutant quelques centigrammes d'extrait de jusquiame ou de digitale ; fort souvent de l'extrait de quinquina à la dose de 2 à 3 grammes, quelquefois du castoreum et surtout du musc pour modérer un délire violent.

Tisane de fruits pectoraux édulcorée avec le sirop de Tolu, bouillon d'escargots, gelée de lichen pure ou additionnée d'extrait de quinquina, décoction de polygala édulcorée avec le sirop anti-phlogistique du Codex; à mesure que l'on s'éloignait de la période d'invasion de la maladie et que l'état catarrhal des poumons se prononçait davantage on insistait aussi beaucoup plus sur les préparations balsamiques et toniques, on faisait prendre quelques cuillerées de vin toni-nutritif de Bugeaud et de Bellini ; le sirop de Portal et diverses préparations amères furent recommandées.

Je n'ai pas obtenu de grands résultats de l'usage du lait chaud de vache, de chèvre et d'ânesse.

Plusieurs de mes confrères, malgré les sueurs plus ou moins fortes qu'éprouvaient les malades, avaient l'habitude de conseiller de faire des applications de compresses trempées dans l'eau sédative froide, aux poignets, à la tête, au cou et même aux malléoles. Cette médication, repercutant la transpiration dont les malades étaient inondés, m'a paru non-seulement inutile mais même dangereuse, principalement dans la forme diphthérique et pectorale.

Le traitement de la quatrième forme a été déjà exposé au commencement de la méthode curative et je n'aurai pas besoin d'y revenir si ce n'est pour développer certaines médications qui ont été mises en usage.

C'est bien dans la forme gastro-bilioso-entérique que l'on était forcé de recourir, surtout et avant tout aux évacuants par en haut et par en bas. — Nous prescrivions alors : Ipeca pulvérisé, valeur d'un gramme à 136 centigr. à prendre dans une cuillerée d'eau tiède, ou mêlé à 7 ou 10 centigr. de tartre stibié, ce qui faisait parfaitement l'office d'un éméto-cathartique. Quand il ne s'agissait que d'évacuer par en bas, c'est au sulfate de magnésie, à l'eau de Sedlitz, au citrate de magnésie, à l'huile de ricin, à la manne en larmes, à la pulpe de tamarin prise dans le bouillon d'herbe ou autrement, que je m'adressais.

Ici comme ailleurs, l'âge, le sexe, la constitution, le tempérament et le goût du malade furent consultés et le médicament dosé en conséquence. C'est bien dans cette forme que la diète la plus rigoureuse était observée ; les boissons rafraîchissantes, légèrement acidulées, les applications de cataplasmes émollients sur le ventre, ainsi que l'administration des lavements émollients ne furent pas négligés depuis le commencement jusqu'à la fin de la maladie.

J'ai également conseillé pour boisson l'eau artificielle de Vichy édulcorée avec le sirop de gomme, de framboises ou d'écorces d'oranges amères, ainsi que les eaux gazeuses de Seltz, de Condillac, de Sail-sous-Couzan, de Saint-Galmier ; la limonade gazeuse et même chlorhydrique depuis le milieu jusqu'à la fin de la maladie.

De l'infection miasmatique, l'élément intermittent étant inhérent à toutes les formes, je faisais, comme mes collègues, l'usage de préparations de quinquina, comme je l'ai déjà expliqué, mais aussitôt que les exacerbations s'effaçaient, je préférais l'écorce du Pérou en décoction ainsi que celle de polygala, de serpentaire de Virginie, de gentiane et de germandrée, du quatrième septenaire jusqu'à la fin, en y adjoignant le vin de Bugeaud, ou celui de Bellini, ou celui de Laroche et autres, et à la fin de la maladie je soutenais les forces défaillantes des malades par des bouillons plus ou moins fortifiants, je leur permettais de sucer des côtelettes saignantes de mouton ou de bœuf rôti, et je ne m'en suis pas plus mal trouvé pour cela.

Dans cette forme, les rechutes furent bien plus fréquentes que dans les autres, à cause soit des organes dont les fonctions ne se faisaient pas, soit de la longue durée de la maladie. Dans ce cas, le retour à la diète et aux légers toniques furent de nouveau conseillés et facilitèrent le rétablissement des malades.

Voici, à peu près, tout ce que j'avais à dire sur ma manière d'agir pendant cette épidémie.

Dans la seconde moitié de novembre dernier et quand ces lignes furent tracées, de crainte de me tromper, je me suis adressé directement à chacun de mes confrères, les priant de m'éclairer de leur expérience. Tous, excepté un seul, ont répondu aux questions que je leur ai posées, ainsi que la correspondance ci-après le démontrera. Je leur écrivais :

Rive-de-Gier, le 16 novembre 1869.

Monsieur et honoré confrère.

Je suis à rédiger un petit mémoire sur la dernière épidémie qui a régné à Rive-de-Gier. Seriez-vous assez obligeant pour me dire : 1° Comment vous envisagez la nature de cette maladie? 2° Quelles en étaient les causes? 3° Quelles particularités avez-vous pu remarquer dans les symptômes? 4° Quelle méthode curative vous a le mieux réussi? 5° Quel nombre de malades avez-vous traités? Quel était leur âge et leur sexe? En un mot, dites-moi tout ce que vous jugerez digne et intéressant pour la science et la pratique.

En attendant votre aimable réponse, agréez, Monsieur, les civilités très-empressées de votre tout dévoué,

A. K.

En réponse à cette lettre, notre doyen d'âge, le Dr Richarme, m'a remis la note suivante :

« J'attribue cette épidémie : 1o A la négligence de tenir son « corps propre par les bains chauds ou froids selon la saison.

« 2o A la grande et longue chaleur et sécheresse de cette « année-ci, agissant sur tout le corps en affaiblissant les forces « physiques et vitales.

« 3o Depuis plusieurs années et à cette époque j'observe cette « fièvre, surtout sur les jeunes enfants, qui prennent un teint « pâle, blême, cadavérique, comme dans le choléra-morbus, « avec lequel l'épidémie actuelle avait de l'analogie, avec cette « différence que dans cette fièvre la peau était sèche et brû- « lante, tandis qu'elle est froide dans le choléra.

« 4o D'après moi, les émanations terrestres n'y sont pour « rien.

« 5o L'appareil cérébral et digestif étaient atteints particu- « lièrement; plus l'un que l'autre ou également; les autres « organes, par exemple de la poitrine, rarement; j'ai vu les « aphthes dans la bouche exceptionnellement.

« 6o Parmi les symptômes, j'ai vu les forces vitales atteintes fortement — un facies cholérique, stupéfait, sommeil commateux.

« 7o L'épidémie a sévi principalement sur les enfants jusqu'à « dix ans ; j'ai vu, néanmoins, dans la commune de Saint- « Joseph, une vieille fille, âgée de 75 ans, en être atteinte et « guérir.

« 8o L'épidémie, non-seulement existait en ville, mais aussi « en campagne.

« 9o Les convalescences étaient toujours longues et les re- « chutes fréquentes.

« 10o Le traitement que j'ai suivi était la méthode anti-phlo- « gistique purement et simplement, en y adjoignant parfois « l'émétique, les purgatifs, la limonade gazeuse, les grands « bains répétés, des bains de vapeurs, ou application de peaux « fraîchement écorchées. A Bissieux, commune de Saint-Joseph, « un garçon de 6 ans, bien malade, en le tenant au bain tiède

« dans une pétrière, depuis le matin jusqu'au soir, est radicale-
« ment guéri.

« 11° La quinine administrée par la bouche m'a parue nuisi-
« ble, et par les lavements sans effet.

« 12° J'ai pu avoir visité et traité 100 malades. »

Les bons termes dans lesquels je vis avec l'auteur de cette note, ne me permettent pas de discuter les assertions émises ; seulement, je dois protester immédiatement contre le dire, que quinquina était plutôt nuisible qu'utile, que l'épidémie avait également sévi à la campagne comme en ville, puisque, d'après son propre aveu, il n'a eu que 12 malades dans les communes circonvoisines, et d'après informations prises auprès mes confrères, le Dr Hervier en avait 10 dans les communes de Lorette et de la Grand'Croix. Le Dr Humbert également 10 dans plusieurs communes ; j'en ai eu 10 dans les communes de Saint-Maurice, Saint-Joseph, Dargoire et Longes, ce qui fait, en tout, 42 malades, dispersés dans diverses localités, dont la population, prise ensemble, peut s'élever de 16 à 18,000 habitants. Or, un aussi petit nombre de fiévreux ne peut pas constituer l'épidémie. Ces cas, d'ailleurs, ont été tous exportés de Rive-de-Gier, par les personnes qui approvisionnent nos marchés, deux fois par semaine. Je n'ai pas pu savoir, à vrai dire, le chiffre de malades qui ont été soignés par les Drs Garcin et Jayet, exerçant extra-muros ; mais je vais également à la campagne, et je n'ai pas appris qu'il y eût ni avant ni après, quelque chose de pareil pendant que nous avions tant à faire en ville.

Le 17 novembre dernier, j'ai reçu de mon confrère, le Dr Nobis, la lettre suivante :

« Monsieur et honoré confrère,

« Vous me demandez ce que je pense de l'épidémie de fièvres
« typhoïdes qui a sévi à Rive-de-Gier. L'appréciation d'un
« vieux médecin est toujours controversée et mal vue ; on a
« toujours de la tendance à dire : c'est toujours la même ma-
« rotte ; il est vieux.... ; celles d'un jeune praticien, *purgeur*,

« *émétiseur* et surtout *nourrissant*, sera toujours mieux venue, « même avec beaucoup de succès.

« Je crois que cette épidémie a été due comme la plupart des « épidémies de fièvres typhoïdes, à la sécheresse prolongée « que nous avons eue.

« L'écoulement des eaux du canal a pu être pour quelque « chose dans de rares cas de complication de fièvres intermit- « tentes, peut-être pas plus fréquentes que les années précé- « dentes.

« Le traitement que j'ai suivi et que je pratique depuis fort « longtemps, parce qu'il me réussit, est : 1° *la diète absolue*, « les lavements émollients, les cataplasmes sur le ventre, et des » boissons abondantes ; quelquefois des lavements de sulfate « de quinine quand je soupçonne l'élément intermittent.

« Dans cette épidémie, j'ai traité une vingtaine de malades, « dont 10 le furent gravement, et je n'en ai point perdu. Je pense « que c'est porter bien haut le chiffre des malades en les portant « de 150 à 200.

« Je souhaite que ces courtes notes puissent vous être utiles, « et vous prie d'agréer l'assurance de ma considération.

« NOBIS. »

Quand ces lignes ont été tracées, mon collègue n'avait pas encore perdu un seul malade ; mais, par malheur, en soignant le 21me ou le 22me, il le laisse mourir, le 21 novembre d'une méningite, comme porte le billet de décès, signé par lui, malade, âgée de 52 ans, que le Dr R. a soignée pendant 15 jours avant lui, pour une fièvre épidémique, et à laquelle lui-même a donné ses soins pendant trois semaines.

Mon confrère, le Dr Hervier, m'a remis deux articles sur cette épidémie qu'il a publiés le premier dans l'*Eclaireur*, journal démocratique de Saint-Etienne, le 8 octobre 1869, n° 728, et le second dans le *Mémorial de la Loire* du 29 novembre de la même année, n° 6091.

J'avais d'abord l'intention de les insérer ici, mais leur étendue prendrait trop de place dans mon petit travail ; d'ailleurs, la plupart des assertions émises par mon collègue soit sur l'étiologie, soit sur la symptomatologie et même le traitement, qu'à vrai dire, il n'a fait qu'effleurer, sont en parfait accord avec les miennes, ce qui me dispense de les rapporter ; je me suis seulement réservé le droit de signaler les points où il y a une divergence entre nous. C'est ainsi que, parmi les causes de l'épidémie, mon confrère prétend que le manque de fruits aurait pu y être pour quelque chose. Or, j'affirme que les fruits étaient presque aussi abondants que les autres années de récoltes ordinaires, seulement à raison de la grande sécheresse, depuis le mois de juin jusqu'au mois de novembre, les fruits n'étaient pas aussi juteux que d'habitude ; ensuite, dans la seconde moitié du mois de septembre, nous avons essuyé des coups de vent excessivement forts, qui ont fait tomber presque tous les fruits avant leur maturité ; malgré cela, les gens de la campagne les ont bien apportés au marché. Or, ces fruits étaient plutôt nuisibles que salutaires à la santé.

Je suis également en dissidence avec mon collègue en ce qui concerne la classe de population qui a été éprouvée pendant cette épidémie. Ce n'était pas la classe aisée, comme le dit mon confrère, mais bien la plus pauvre qui a été la plus maltraitée. Le Dr Richarme m'a déclaré n'avoir eu que de pauvres gens à traiter, et la masse de mes clients appartenaient à cette catégorie. Il est avéré, d'ailleurs, que dans toutes les épidémies en général, c'est toujours la classe du peuple qui en souffre le plus, parce qu'elle est la plus nombreuse et qu'elle méconnaît souvent tous les préceptes d'hygiène. C'est enfin la classe ouvrière qui s'épuise, soit par les travaux, soit par les excès de divers genres, et parfois, par manque d'une bonne nourriture. Or, il est reconnu que les constitutions faibles, usées, sont plus susceptibles de contracter le mal, que celles qui sont robustes.

Je me joins à mon collègue pour demander qu'on veuille bien introduire les améliorations possibles en ce qui concerne l'établissement de latrines publiques, d'urinoires et le rétablissement des becs de gaz dans les impasses des rues, surtout là où ils existaient de tout temps.

On devrait bien aussi obliger la Compagnie du canal à le faire nettoyer, tous les ans, au mois de mai, d'entretenir l'eau dans le bief, comme le propose mon collègue, d'obliger tous les propriétaires d'avoir des lieux d'aisance dans leurs maisons, de faire surveiller, par les agents de police, le balayage et l'enlèvement des immondices que l'on dépose dans certaines rues passablement sales ; de défendre de faire des ordures le long des murs et surtout sur les bords du Gier et du canal, ce qui, à part l'indécence et l'atteinte à la morale publique, infecte l'air atmosphérique ; de défendre également, sous peine d'amende, de jeter les animaux morts dans le Gier et le canal ; ces morts, comme les autres, doivent être enterrés dans les champs, et bien loin de la ville.

En ce qui concerne la mortalité, je dois m'expliquer plus tard ; ici, je veux seulement dire que déjà, en 1854, pendant l'épidémie du choléra morbus, j'ai fait une remarque qui s'est renouvelée cette fois-ci : c'est que, quand il faisait chaud, et surtout quand le vent du midi soufflait avec force, la mortalité augmentait considérablement, ce qui tenait évidemment à l'affaiblissement des forces physiques et vitales chez les malades; c'est bien ce que l'on a vu à la fin du mois de septembre de l'an dernier, où l'on enterrait de 7 à 8 personnes par jour.

Mon confrère, le Dr Humbert, que je voyais assez souvent pendant l'épidémie, soit auprès des malades, soit autrement, ne m'a pas fourni ces notes ; sa manière de voir et de faire étant les mêmes que les miennes, je me borne à dire, ici, ce peu de mots, car il se propose, sous peu, d'entretretenir sur ce sujet la Société de médecine de Saint-Etienne ; par conséquent, je ne dois pas entrer dans de plus grands développements.

Notre confrère, le Dr Jayet, de Saint-Paul-en-Jarrêt, qui a bien voulu venir à notre aide pendant cette épidémie, s'exprime ainsi :

« Saint-Paul-en-Jarret, le 21 novembre 1869.

« Monsieur et très-honoré Confrère,

« Je me fais un véritable plaisir de répondre aux questions « que vous me faites sur la maladie de Rive-de-Gier. Quoique « vous ayez été plus à même que moi d'en étudier les caractères, « je ne vous en donnerai pas moins mon appréciation.

« 1° L'ensemble des symptômes que j'ai constatés sur les différents malades que j'ai eu à soigner ne me laissent aucun « doute sur la nature de la maladie, que je considère comme « une vraie fièvre typhoïde-entérite folliculeuse.

« 2° La maladie paraît avoir eu pour cause occasionnelle le « croupissement des eaux du canal par une température élevée. « Elle est née sur place, et je n'ai pas ouï dire qu'elle ait été « importée là par contagion. J'ajouterai ici qu'elle ne me paraît « pas être contagieuse par elle-même et que tous les sujets qui « ont été atteints l'avaient été par infection plutôt indirecte que « directe.

« 3° Quant aux symptômes observés, ce sont ceux qui caractérisent habituellement cette espèce de fièvre. Ce qui m'a « frappé surtout, c'est la facilité avec laquelle la diphthérite se « développait chez ceux qui avaient résisté aux accidents ataxiques des huit ou dix premiers jours, accidents qui ont fait succomber presque tous les malades qui en ont été atteints. Ceux « qui n'ont pas succombé ont eu, après la diphthérite, une salivation très-pénible, que tous les toniques et astringents ne « réussissaient pas à faire disparaître.

« 4° Quant à la méthode qui m'a toujours réussi, quand la « fièvre n'était pas trop intense : les évacuations au début, sel « de magnésie, eau de pulna naturelle, acide citrique, acide « sulfurique, sulfate de quinine pour combattre les accès, lavements, eau de Vichy, des toniques pour combattre l'état adynamique. — Quina, écorce d'oranges amères, thé de bœuf, « extrait de viande, le lait, le chlorate de potasse, l'eau de Labarraque, le goudron pour détruire l'état couenneux de la « bouche, etc., etc. — Teinture de quinquina, alun, borax sous « toutes les formes pour lutter contre la salivation.

« J'ai vu toujours *les évacuations sanguines affaiblir le malade et hâter le moment de la mort.*

« 5° Le nombre de malades que j'ai pu traiter a été à peu près « de 20 à 23. L'âge variait de 18 à 30 ans, et sur ce nombre j'en « ai vu périr six. Trois seulement étaient plus âgés et pouvaient « avoir de 45 à 50 ans, et l'un d'eux est mort.

« Le quina a donné 7 morts sur les 23 malades. Je crois avoir « eu à traiter autant d'hommes que de femmes.

« Voilà, cher et très-honoré confrère, les quelques détails que « je jette sans ordre dans ces quelques lignes pour répondre à « votre désir, mais qui ne pourront servir à l'étude que vous « avez été bien plus à même que moi de faire de cette maladie.

« Je suis heureux de cette occasion, qui me permet de vous « offrir mes respects, et vous prie d'agréer l'expression de ma « plus sincère confraternité, avec laquelle je suis votre très- « dévoué confrère.

« Dr JAYET. »

Il y a, dans cette lettre de notre jeune confrère, des points fort importants à relever, et qui viennent à l'appui des assertions émises dans mon travail : 1° c'est le paragraphe deux tout entier, en ce qui regarde l'étiologie et le mode de propagation du mal. Aucun de nous n'a vu, pendant l'épidémie, tomber plusieurs malades dans la même maison ou dans la même famille, excepté les orphelinats, comme cela se voyait habituellement pendant le règne des vraies fièvres typhoïdes des autres années. Le troisième paragraphe constate non-seulement l'existence compromettante des accidents ataxiques, mais encore la prompte apparition de la diphthérite.

Je dois ajouter, à l'éloge de l'auteur de cet écrit, la juste appréciation de la méthode anti-phologistique, ainsi que du traitement par les préparations de quinquina et surtout de l'abus que l'on faisait du sulfate de quinine administré à haute dose inconsidérément, qu'il signale dans ses paragraphes 4 et 5, ce qui n'a pas peu contribué à augmenter la mortalité, car j'ai vu plusieurs malades en être victimes, aussi bien que mon jeune collègue, et je suis bien aise de n'être pas seul de cet avis.

Le 17 octobre 1869, le *Salut public* de Lyon, dans son n° 290, publiait l'extrait suivant du *Mémorial de la Loire*, que je transcris en entier :

« La ville de Rive-de-Gier a été, ces temps derniers, en proie à une épidémie de fièvre typhoïde. Le *Mémorial de la Loire* annonce aujourd'hui que cette épidémie est terminée. « Depuis

« huit jours, dit ce journal, on n'a pas constaté de cas nouveaux. « On peut actuellement apprécier la gravité du mal et le réduire « à ses vraies proportions, qui ont été, comme il arrive toujours « dans ces circonstances, démesurément exagérées.

« Il y a eu, dans le mois de septembre, quatre-vingt-quatre « décès. La population de Rive-de-Gier est de quinze à seize « mille âmes, et la moyenne de la mortalité est de trente par « mois environ. C'est donc une augmentation de victimes à « mettre au compte de l'épidémie. Combien y a-t-il eu de per- « sonnes atteintes? Il est fort difficile de le savoir au juste ; ce- « pendant, les renseignements pris avec le plus grand soin per- « mettent d'en fixer le nombre à cinq cents environ. Il y aurait « donc une victime sur dix malades. »

« Le *Mémorial* n'hésite pas à attribuer, ainsi que l'a fait l'*Éclaireur*, cette épidémie à l'*insalubrité notoire* de la ville de Rive-de-Gier, l'un des centres industriels *les plus sordides* qui existent. »

L'appréciation de l'auteur de cet article sur le nombre de personnes atteintes par cette épidémie et sur la mortalité n'est pas exacte, comme je le prouverai bientôt. Son assertion que l'épidémie avait complètement cessé le 16 est également erronée, puisqu'il y avait des cas nouveaux jusqu'à fin novembre. C'est pour cette raison qu'il lui était impossible de fixer le chiffre entier soit des malades soit des morts, depuis le commencement jusqu'à la fin de l'épidémie.

Et là-dessus l'auteur, probablement étranger à notre localité, est bien excusable.

De toutes ces opinions émises par nos honorables confrères, on est forcé de conclure que la dernière épidémie de Rive-de-Gier était celle de fièvre typhoïde.

Je suis bien fâché de ne pas partager cette manière de voir. Je ne nie pas qu'il n'y ait eu des cas, même assez nombreux, de fièvre typhoïde, se présentant sous les formes diverses que j'ai exposées plus haut. Les trois autopsies pratiquées à l'hôpital semblent confirmer cette assertion de mes collègues ; mais à ces trois nécropsies, que de centaines de guérisons par les évacuants, et surtout par le sulfate de quinine combiné à l'opium, obtenues dans huit à treize jours, ne puis-je opposer? La fièvre typhoïde proprement dite ne se guérit pas dans un aussi court espace de temps... *Naturam morborum ostendunt curationes*, disait Baglivi. Elle ne débute qu'exceptionnellement par un ensemble de symptômes cérébraux, avec accès pernicieux, comme l'on a vu dans cette maladie. C'est bien pour ces raisons que je l'ai considérée plus comme fièvre nerveuse, ataxique-maligne, en un mot comme le typhus nerveux plutôt que la fièvre typhoïde. Mon confrère, le docteur Humbert, partageait mon avis. Le mode d'infection et de propagation, tout autre que celui de la fièvre typhoïde, nous donne raison.

Jusque-là, appuyé sur mes propres documents, ainsi que sur ceux fournis par mes confrères, je marchai en toute sûreté... Le paragraphe que je vais aborder est le dernier et le plus délicat de ma tâche, car je mets les pieds sur un terrain mouvant hérissé de bien des écueils... Je sens la base me manquer; malgré mes efforts, je n'ai pu rien obtenir de plus de mes collègues que ce que je viens de relater. C'est avec peine que je me verrai bientôt en pleine dissidence avec mon confrère le Dr Hervier, soit sur le nombre de malades, soit sur celui des victimes. Mais dans les sciences et arts qui intéressent à un si haut point l'humanité, il n'est pas permis de biaiser : *Amicus Plato sed magis amica veritas*. Je dois répondre ici aux questions suivantes :

1° Quel a été le nombre de personnes atteintes par cette épidémie? Eh bien! c'est là où je ne puis fournir des documents positifs, et dois me borner à rapporter les affirmations de ceux de mes collègues qui ont bien voulu me les donner.

Notre confrère Richarme m'a dit avoir soigné cent malades, sans compter ceux que ses collègues lui ont pris........	100
Le Dr Nobis, de 20 à 22...........................	22
Le Dr Ant. Kosciakiewicz, en ville et les faubourgs....	134
Le Dr Hervier, de 80 à 100........................	100
Le Dr Humbert....................................	200
Le Dr Jayet, de 20 à 23...........................	23
	579

Mais tout n'est pas là. Le pharmacien B., qui exerce la

Report..... 579

médecine illégalement, disait, à qui voulait l'entendre, qu'il était accablé de malades et qu'il en avait, au gros de l'épidémie, 150, ce qui me paraît un peu fort; je porte néanmoins sur son compte, sans la moindre exagération..... 72

Ses quatre collègues, qui ne se gênent nullement de donner des consultations (pas gratuites, par exemple) à qui les leur demande, ont eu, approximativement, pour le moins. 50 car je connais beaucoup de personnes qui ont été traitées par ces messieurs sans gêne, se disant élèves des hôpitaux de Paris ou de Lyon.

En additionnant ces chiffres, je trouve celui de......... 701 ce qui fait une différence entre mon calcul et celui de mon collègue Dr Hervier, de 301 en plus, car il ne démord pas de son chiffre de 400, répété dans le *Lyon médical*, n° 26, du 19 décembre 1869, et il le divise ainsi qu'il suit :

Fièvres simples, légères ou inflammatoires..	100
— muqueuses....................	40
— bilieuses......................	150
— lentes ou nerveuses...............	10
— adynamiques....................	100
	400

Et sur quoi, je vous prie, se base cette statistique de 400 malades ? où a-t-il pris ces données ? comment a-t-il pu savoir qu'il y avait 100 cas de fièvre typhoïde ? 40 de muqueuse ? 130 de bilieuse ? 10 de nerveuse ? ou 100 d'adynamique ? Comment pouvait-il distribuer ce nombre en disant de 0 à 10 ans il y en avait 110 ; de 10 à 20 ans, 130 ; de 20 à 30 ans, 110 ; de 30 à 40 ans, 40 ; de 40 à 50 ans, 10. Total : 400. Les a-t-il tous visités, tous soignés ? Impossible. Ceci surpasse mon imagination, et j'ignore les ressources secrètes dont il dispose.

Dans son article inséré dans le *Mémorial de la Loire* du 29 novembre, mon confrère prétend, d'après Chomel, que les fièvres pernicieuses sont rares et font exception... Eh bien ! j'en ai vu plus de vingt pendant cette dernière épidémie, et mon collègue Humbert en a également vu des cas nombreux, d'après ce qu'il m'a dit.

Les autres années, lorsqu'on fermait le canal, il m'est arrivé aussi de rencontrer quelques cas. Une fois entre autres, et dans l'espace de 30 ans, j'en ai trouvé au moins une douzaine.

2° Quel a été le nombre de victimes de cette épidémie?

Pour répondre à cette question, je m'installe au bureau de la mairie de Rive-de-Gier, et je dépouille les bulletins des décès qui me sont présentés, depuis le 1er août 1869 jusqu'à fin novembre dernier, et je trouve :

	Août.	Sept.	Octob.	Nov.	Total.
Pour le Dr Richarme.....	2	38	15	6	61
Pour le Dr Kosciakiewicz.	1	10	6	0	17
Pour le Dr P. Hervier....	1	7	5	1	14
Pour le Dr A. Humbert....	0	9	3	1	13
Pour le Dr Jayet	0	6	0	0	6
Pour le Dr Nobis.........	0	0	0	1	1
	4	70	29	9	112

Mais je dois déclarer immédiatement que dans ce nombre j'ai fait rentrer les décédés des faubourgs qui ont été enterrés dans la commune Saint-Martin-la-Plaine, notre proche voisine. Ces morts ne figurent pas sur les registres de l'état civil de Rive-de-Gier, comme l'on pense bien ; mais ils étaient à ma parfaite connaissance, attendu qu'ils étaient soignés par moi ou par mon collègue le Dr Richarme, et je présume qu'il y en avait encore d'autres, appartenant à cette catégorie, qui furent traités par nos autres collègues.

Si j'examine ces 112 décédés, je constate :

Pour le sexe masculin.................	55
Pour le sexe féminin..................	57
	112

Sous le rapport de l'âge :

De 0 à 10 ans.		46
De 10 à 20	—	23
De 20 à 30	—	18
De 30 à 40	—	9
De 40 à 50	—	9
De 50 à 60	—	3
De 60 à 70	—	4
		I12

Par conséquent, de 0 à 20 ans. 69
de 10 à 30 — 41
de 0 à 30 — 87
de 30 à 50 — 18
de 50 à 70 — 7 seulement.

Si l'on compare ces chiffres avec ceux donnés par mon confrère le Dr Hervier, dans le *Lyon médical :*

« Le chiffre des fiévreux décédés, dit-il, s'est élevé à 50 pour septembre et à 24 en octobre, distribués ainsi qu'il suit pour leurs âges :

		Septembre.	Octobre.
De 0 à 10 ans..		17	13
De 10 à 20	—	14	4
De 20 à 30	—	12	3
De 30 à 40	—	5	2
De 40 à 50	—	2	2
		50	24

et l'on verra la différence, pour septembre, de 20, et pour octobre, 5 ; et pour la mortalité totale, 38 en plus que ne porte son compte.

Il est vrai de dire que mes recherches commencent à dater du 1er août jusqu'au 1er décembre ; tandis que celles de mon collègue se bornent aux deux principaux mois de l'épidémie. Ensuite il n'a compris dans sa statistique que les décédés de la ville proprement dite constituant la commune de Rive-de-Gier, tandis que j'y ai compté aussi ceux des faubourgs ; néanmoins, il y aura encore une différence entre nous, que j'attribue aux erreurs commises par l'employé G., de la mairie, qui avait fourni ces chiffres à mon collègue.

En finissant ce que j'avais à dire sur cette épidémie, je dois payer hommage à la vérité et rendre justice pleine et entière à qui de droit en proclamant bien haut que l'honorable corps médical de Rive-de-Gier s'est conduit, dans cette circònstance, *dignement, vaillamment* et *savamment.* Jour et nuit l'on ne voyait que courir, dans les rues, les gens pressés qui allaient chercher les médecins, et ceux-ci s'entrecroiser en tous sens pour sauver tant de vies précieuses. La médecine a prouvé qu'elle n'était pas un art conjectural et de luxe, mais qu'elle était d'une utilité, je dirai plus, d'une nécessité absolue et sans conteste, et c'est pour cela que l'Écriture sainte dit : *Honora medicum propter necessitatem.*

www.ingramcontent.com/pod-product-compliance
Ingram Content Group UK Ltd.
Pitfield, Milton Keynes, MK11 3LW, UK
UKHW020219200726
13856UKWH00004B/1492